Dr P. BUFFÉ
Médecin stagiaire au Val-de-Grâce

AF456856

DE LA Cholécystectomie Sous-Séreuse

ÉTUDE DE TECHNIQUE OPÉRATOIRE

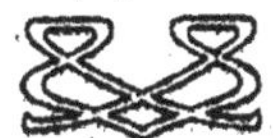

LYON
A. STORCK & Cie, IMPRIMEURS-ÉDITEURS
8, Rue de la Méditerranée, 8
—
1907

8°T93
213 e

DE LA

Cholécystectomie Sous-Séreuse

ÉTUDE DE TECHNIQUE OPÉRATOIRE

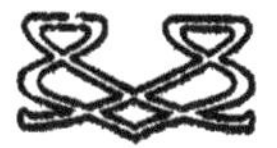

LYON
A. STORCK & Cie, IMPRIMEURS-ÉDITEURS
8, Rue de la Méditerranée, 8

1907

8° Te93 213

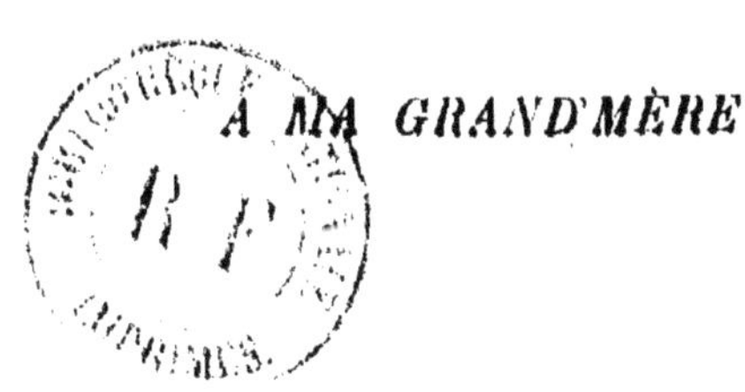

À MA GRAND'MÈRE

A MON PÈRE ET A MA MÈRE

A TOUS LES MIENS

A Monsieur le Professeur agrégé TIXIER
Chirurgien des Hôpitaux de Lyon
Chef des travaux de Médecine opératoire à la Faculté.

A MON PRÉSIDENT DE THÈSE
Monsieur le Professeur M. POLLOSSON
Professeur de Médecine opératoire à la Faculté de Médecine de Lyon
Ex-chirurgien Major de l'Hôtel-Dieu.

A tous ceux de mes maîtres civils et militaires qui me témoignèrent quelque intérêt, je dédie ces pages.

Mais il est des noms que je suis heureux de pouvoir inscrire ici.

A mon maître, M. le professeur agrégé Tixier, iront mes premiers remerciements. Pendant les deux années passées dans un service où il m'a toujours réservé l'accueil le plus bienveillant, c'est dans sa salle d'opération que j'ai appris à aimer la chirurgie.

Dans ce travail qu'il a bien voulu me confier, je n'ai fait qu'exposer les idées qu'il a lui-même défendues ailleurs; il a guidé mes pas dans cette tâche. C'est de tout cela que je tiens à le remercier aujourd'hui.

Si mes paroles sont en somme banales, j'espère qu'il voudra bien croire cependant à toute la sincérité de ma reconnaissance et de mon admiration.

Au moment de quitter l'Ecole je veux aussi remercier ceux dont les enseignements et les conseils m'en facilitèrent l'accès, que M. le médecin-major Sacquepée, professeur agrégé du Val-de-Grâce, que MM. les médecins-major Carrive et Rieux, répétiteur à l'Ecole de Lyon, veuillent bien croire à toute ma reconnaissance.

M. le professeur M. Pollosson me fait aujourd'hui

l'honneur de présider ma thèse, qu'il daigne recevoir l'hommage de mon profond respect.

*A tous ceux qui pendant ces trois années de vie en commun furent pour moi plus que des camarades, entre tous à mes chers amis le[illegible] docteur **Gan[illegible]**, les docteurs **Maupin** et **Durban** va mon plus affectueux souvenir.*

INTRODUCTION

Peut-être s'étonnera-t-on de nous voir consacrer cette étude à une technique opératoire d'ablation de la vésicule biliaire. En effet depuis les grandes publications de Kehr, il est de notion courante à l'heure actuelle qu'une intervention contre la lithiase, pour être complète, doit abandonner les voies accessoires pour s'attaquer immédiatement aux voies principales.

Le temps n'est pas loin cependant où, mettant en parallèle cholécystectomie et cholécystostomie, Lejars et nombre d'auteurs français ou étrangers concluaient en faveur de celle-ci. Nombreux par contre sont aujourd'hui les chirurgiens qui pensent qu'après presque toutes les cholécystostomies, il faut recourir à la cholécystectomie, que souvent même celle-ci n'est pas une opération suffisante et efficace et qu'il faut recourir au drainage de l'hépatique.

Quant à nous, c'est là un côté de la question que nous n'aborderons pas. Ne voulant traiter qu'un point particulier de technique opératoire, nous nous retrancherons pour justifier ces pages, derrière les paroles que Hartmann prononçait il y a quelques mois devant la Société de chirurgie de Paris « qu'il est inutile de faire, dans tous les cas une opération complexe, que dans le plus grand nombre une opération simple suffit ; que ce qui est nécessaire c'est d'aller partout où se trouvent des calculs et de les enlever tous. Quand ces calculs n'occupent que la vésicule, il est inutile d'ouvrir le cholédoque et de drainer l'hépatique, et au point de vue immédiat, et au point de vue de l'avenir ».

Ces paroles résument bien d'ailleurs l'impression générale d'une discussion à laquelle prirent part Lejars, Routier, Bazy, Picqué, Souligoux, Mauclaire (*Société de chirurgie de Paris,* juillet, octobre, 1907).

L'extirpation simple de la vésicule conservera donc toute son efficacité, et gardera ainsi une place bien personnelle dans le chapitre des interventions sur les voies biliaires. Pour cela nous devons nous attacher à la rendre plus simple, à la rendre plus sûre, et à écarter ainsi les dangers que pouvait faire courir au malade la méthode de Langenbuch.

Telle est la raison d'être de cet essai venant après tant de travaux déjà publiés sur cette question.

Dans un premier chapitre nous ferons donc, au point de vue qui nous intéresse, un exposé sommaire des techniques employées.

Nous décrirons ensuite rapidement l'anatomie normale et pathologique de la vésicule biliaire avec leurs applications à la chirurgie.

Puis, après avoir exposé notre technique opératoire, nous ferons connaître les quelques observations que nous avons pu en réunir.

On a dit de la décortication sous-séreuse que c'était un procédé idéal, mais que, comme tout idéal elle était difficile à réaliser, et ne pouvait trouver son application que dans un nombre de cas très limité. Tel est le but de notre travail d'élargir autant que possible, le cadre de ses indications en décrivant une technique qui la rend plus aisée.

HISTORIQUE

Notre intention n'est pas de passer ici en revue tous les ouvrages publiés sur la question depuis que, pour la première fois Langenbuch pratiqua l'extirpation de la vésicule biliaire. Trop d'auteurs en ont, avant nous, fait un historique complet pour que nous puissions y rien ajouter de nouveau. Nous nous contenterons de suivre l'évolution de la technique opératoire de la cholécystectomie dans les mains des divers chirurgiens.

Depuis la description primitive, il n'est guère qu'un point qui ait retenu l'attention des opérateurs et auquel une expérience plus longue ait permis d'apporter des modifications. C'est le dernier temps de l'intervention, celui du drainage de la région opératoire. En effet, plein de confiance dans la ligature placée sur le cystique et désireux d'une cicatrisation rapide, Langenbuch préconisait d'abord l'abandon du moignon et la suture de la paroi sans drain, sans mèche. Mais les chirurgiens se rendirent vite compte de la nécessité d'établir une barrière entre la région opératoire et la cavité péritonéale. Plusieurs morts survenues à la suite de cholécystectomie idéale, les amenèrent à renoncer complètement à ce procédé.

Les risques de péritonite que court le malade sont trop graves pour que l'opérateur ait le droit de l'y exposer. Et cette infection peut se produire même dans les cas où les chances de succès semblent le plus sûres. Témoin cette observation de Routier où cependant toutes les conditions de la cholécystectomie idéale paraissaient réunies :

« La vésicule enlevée est du volume et de la forme d'une belle aubergine, longue de 16 ctm., large de 5 ctm., pleine de petits calculs et contenant un liquide clair. Cependant quatre jours après la malade meurt subitement sans avoir eu plus de 37°. Mais à l'autopsie on trouve une péritonite généralisée partie du moignon de la vésicule ». (Milhiet, Th. Paris, 1901-02).

Quelles que soient les précautions que l'on prenne, quelles que soient la perfection et la solidité des ligatures, il est très fréquent de voir la bile forcer le passage. Pour Michaux cet écoulement se produirait environ quatre fois sur sept, plus ou moins abondant. L'on conçoit d'ailleurs mal qu'il en soit autrement; le fil placé sur le cystique n'accollant que des muqueuses, celles-ci n'auront aucune tendance à former une cicatrice. Ce seront au contraire les surfaces séreuses voisines plus ou moins enflammées qui viendront autour du moignon former une véritable gangue protectrice.

Il faut aussi tenir compte du léger écoulement sanguin qui suinte à la surface du foie dénudé par l'extirpation.

Les chirurgiens, pour réaliser plus sûrement cette protection, ont eu recours à divers artifices.

Langenbuch, Courvoisier, Terrier employèrent surtout l'épiplooplastie, que Calot décrit dans sa thèse.

« On suture la lame épiploïque à la face profonde du péritoine, on a ainsi exactement fermé en bas et à gauche la région opératoire, souvent limitée en dehors par les débris du ligament cysticocolique et par le ligament hépatorénal; quand ces ligaments font défaut, on peut généralement, avec les débris de la coque inflammatoire qui entourait la vésicule, constituer une barrière à peu près continue sur la partie externe de la région, barrière étendue de la face inférieure du foie à l'angle droit du colon. » (Calot, Th. Paris 1890-91).

D'autres chirurgiens parmi lesquels Michaux, Routier préfèrent se servir de compresses de gaze. Ainsi que nous le dit Milhiet dans sa thèse: « On isole le foyer de la cavité péritonéale au moyen de compresses de gaze, pliée et épaisse, qui va au fond de la plaie, et sort par l'extrémité inférieure de l'incision; un gros drain ou même deux sont placés sous le moignon cystique et reposent sur la compresse, le reste de l'incision est fermé par deux ou trois fils. » Ce lit de compresses tout en assurant une protection suffisamment efficace, aurait de plus l'avantage sur le précédent d'une exécution plus aisée et plus rapide.

Mais à côté de ces procédés qui s'adressent soit à des compresses, soit à l'épiploon, il en est un autre, beaucoup plus logique, qui s'adresse au péritoine de la vésicule même.

C'est le procédé le plus logique; en effet, n'est-ce pas lui qui se rapproche le plus de ce qu'on réalise dans les autres opérations abdominales? Et c'est le procédé le plus sûr, car dans tous les cas un feuillet séreux est une barrière plus isolante que des compresses.

Un moignon d'appendice ne sera jamais abandonné avant d'avoir été enfoui sous une collerette séreuse ou sous le péritoine du cæcum. En un mot, la parfaite péritonisation de toutes les surfaces cruentées, est, à l'heure présente, considérée comme un principe fondamental de la chirurgie abdominale. Et cette règle devient absolue quand on veut fermer un conduit tapissé d'une muqueuse.

Or ici nous avons à péritoniser avec soin, tout d'abord notre pédicule cystique, puis la surface dénudée du foie qui souvent laissera suinter du sang en plus ou moins grande abondance. C'est à cela que nous servira notre péritoine vésiculaire, et en agissant ainsi, nous ne ferons qu' « appliquer à la chirurgie des voies biliaires la technique employée pour la chirurgie de l'intestin. » Le procédé que nous voulons exposer n'est donc pas très nouveau, puisque nous empruntons ces paroles à Doyen, annonçant au Congrès français de chirurgie de 1899 l'intervention qu'il avait pratiquée le premier.

Il la décrivait alors dans les termes suivants : « Lorsque j'extirpe la vésicule biliaire, j'aime peu à faire une simple ligature du canal cystique qui oblige au drainage. J'ai coutume de faire la décortication sous-séreuse de la vésicule et la fixation du manchon séreux à la paroi. » Et il insistait fort à cette époque sur l'utilité de ce manchon péritonéal fixé à la paroi, engainant le moignon du cystique, garantie de drainage et mode de protection très sûre contre la fistule biliaire possible.

Depuis lors des modifications furent apportées à cette technique, variant avec les auteurs. Nous en exposons quelques-unes, mais en laissant de côté bien entendu, celles qui ne parlent que d'une collerette séreuse, enfouissant le moignon, telle la technique que décrit Pantaloni (*Chirurgie du foie et des voies biliaires*).

Pour nous, n'est une cholécystectomie sous-séreuse, que celle qui répond à la description donnée par Doyen : entonnoir séreux engainant le moignon et tapissant la surface dénudée de la fossette cystique.

Un premier procédé, celui qui, de prime abord semble le plus simple, consiste à inciser le péritoine longitudinalement du fond de la vésicule jusqu'à la partie moyenne du cystique. On dissèque les deux lèvres de chaque côté de l'incision, on libère la vésicule de ses adhérences avec le foie, et rien n'est alors plus facile que d'aller placer une ligature sur le cystique. Mais en réalité l'opération ainsi menée est rarement réalisable. Le péritoine est souvent très adhérent aux points où a porté notre incision, la séreuse se déchire, entraînant des lambeaux de paroi, et bien des insuccès opératoires ont tenu à l'insuffisance de cette technique.

Le procédé qu'emploie Mayo Robson se classe lui aussi parmi les sous-séreuses. « On saisit le canal cystique au niveau de son abouchement dans le cholédoque, et en même temps l'artère cystique; une autre pince est placée à 2 centimètres de la première et le canal est sectionné. On peut alors, avec le doigt, détacher la vésicule de son lit, puis de chaque côté on incise le péritoine à 1 centimètre de sa réflexion sur le foie. D'ordinaire la décortication est plus aisée en opérant ainsi de la profondeur vers la superficie. On place des ligatures sur les points qui saignent, et l'artère cystique, sectionnée entre les deux pinces est alors facile à repérer et à lier. Ligature sur le canal cystique. Le moignon est recouvert par le péritoine, et l'on continue la suture des deux lèvres de la séreuse qui viennent ainsi tapisser complètement la fossette cystique sans laisser aucun espace mort. Drainage ou fermeture suivant le degré d'infection. » (*On the indications for the removal of the Gallbladder,* London, 1906).

Moyniham recommande lui aussi une technique sensiblement identique.

Pauchet (d'Amiens), nous écrit qu'il fait la décortication de la vésicule dans tous les cas où elle est possible.

Nos premières observations lyonnaises (Villard) remontent à 1908.

Tous ces procédés décrits pour l'ablation de la vésicule sont d'ailleurs également applicables à la cure radicale des fistules biliaires, à la cholécystectomie secondaire. Ils peuvent de même ne constituer que le premier temps d'une opération plus complexe sur les voies biliaires. Et lorsque nous devrons intervenir sur le cholédoque, notre péritoine vésiculaire nous sera encore une sûre garantie contre les accidents postopératoires.

Après ces quelques pages accordées aux considérations historiques, nous allons nous occuper d'une technique spéciale qui nous semble, tant au point de vue de la rapidité que de la sécurité, présenter sur les précédentes des avantages incontestables.

Mais pour cela, il nous reste encore à préciser auparavant quelques points de l'anatomie du péritoine vésiculaire.

ANATOMIE

Si nous ouvrons un traité d'anatomie, qu'y trouvons-nous au sujet du péritoine vésiculaire ? Nous passons évidemment sous silence les dispositifs rares, les mésos, etc. qui ne présentent aucun intérêt chirurgical.

Nous y voyons que la tunique séreuse « est formée par le feuillet viscéral du péritoine qui tapisse la surface libre de la vésicule biliaire dont la tunique fibromusculaire adhère partout ailleurs au parenchyme hépatique par l'intermédiaire d'un tissu cellulaire assez épais. Dans la partie séreuse, le feuillet péritonéal apparaît avec ses caractères ordinaires: il est réuni à la tunique sous-jacente par du tissu cellulaire assez lâche qui permet facilement de séparer ces deux membranes, sans qu'on puisse cependant affirmer l'existence d'une sous-séreuse. » (Soulié in *Traité d'Anatomie de Poirier*).

En effet la vésicule est entourée d'un tissu lâche qui, à l'état physiologique favorise son jeu alternatif de réplétion et de déplétion. Mais on n'insiste pas assez sur la distribution de ce tissu cellulaire, ni sur son évolution dans le cas d'inflammation de la vésicule. Cependant c'est de ces données qu'on pourra déduire une technique vraiment logique de décortication. De même que dans l'hystérectomie, abandonnant de parti-pris le fond de l'utérus, on se portera en avant au niveau de l'isthme pour entrer dans la zone graisseuse et lâche rétro-vésicale, et en arrière vers le col pour détacher le péritoine mobilisable du Douglas, de même dans la cholécystectomie on devra faire porter l'incision séreuse en des points dûment établis à l'avance.

C'est à notre maître, M. le professeur agrégé Tixier que l'on doit ces notions qui depuis ont trouvé place dans le *Traité d'anatomie topographique de Testut et Jacob.* Nous donnerons plus loin l'observation qui lui permit de faire ces remarques (obs. II).

Les points établis par lui ont depuis lors été confirmés par toutes les recherches entreprises, et nous-même à l'amphithéâtre avons pu, à maintes reprises, les vérifier sur des vésicules à divers degrés d'altération, souvent pleines de calculs. De même en Allemagne le professeur Witzel (de Bonn) a depuis repris les mêmes travaux et ses conclusions se rencontrent en tous points avec celles de Tixier (*Centralblatt für Chirurgie,* 1906).

A l'état sain, avons-nous vu plus haut, le péritoine est facilement décollable sur toute l'étendue de la vésicule. Mais il faut tenir compte de l'épaisseur du tissu cellulaire lâche sous-jacent. Celui-ci se trouve en beaucoup plus grande abondance vers le tiers moyen et surtout vers le col de la vésicule que vers son fond. Et le fait sera beaucoup plus frappant encore sur une vésicule chroniquement enflammée, à parois sclérosées et fortement épaissies, celles contre lesquelles nous aurons le plus souvent à intervenir.

Dans ces cas, nous trouvons la séreuse très fortement adhérente vers le fond de la vésicule. Si nous tentons à ce niveau la décortication, notre séreuse s'effilochera, se déchirera, ou au contraire entraînera avec elle des débris de la tunique musculaire de l'organe.

Au contraire, si nous nous portons plus loin, à partir du tiers moyen, la séreuse se laissera détacher très facilement et très rapidement, et enfin au niveau du col, l'épaisseur du tissu cellulaire augmentant encore, rien ne sera plus facile que de dégager l'origine du canal cystique.

Un moyen des plus simples, d'ailleurs, de mettre ces faits en évidence, est de pousser sous le péritoine vésiculaire une injection de substance solidifiable. Le plus souvent, dans le cas de vésicule enflammée, le fond ne subira aucune modification, la séreuse y restant intimement accollée; vers la partie moyenne au contraire, nous verrons le péritoine se soulever et dessiner un véritable bourrelet, délimitant les zones facilement décollables de la séreuse.

Nous retrouvons, en somme ici qu'on a mis en évidence pour les autres organes recouverts de péritoine, utérus, vessie. La région du fond est celle où le feuillet séreux est le plus mince et le plus adhérent, où la couche celluleuse est la plus dense. Ce n'est que l'application particulière à la vésicule d'une loi absolument générale.

La forme de cholécystite dont nous venons de parler est d'ailleurs celle qui nous permettra la réalisation la plus facile de la cholécystectomie, telle que nous la concevons. Une vésicule volumineuse, des parois hypertrophiées, un péritoine notablement épaissi par l'inflammation et rendu plus résistant, ce sont là les indications anatomiques idéales d'une décortication. Ici l'intervention sera aisée et rapide.

Il nous reste à dire quelques mots des autres formes contre lesquelles nous pourrons être appelés à intervenir.

Nous pourrons être en face d'une vésicule très dilatée, distendue par un liquide clair. Nous trouverons ici une paroi amincie, dont les différentes couches seront plus ou moins fusionnées en une seule tunique scléreuse. Le revêtement péritonéal sera très mince, souvent intimement adhérent, et le plus souvent nos tentatives de décollement n'aboutiront qu'à la déchirure de ce feuillet trop fragile. Dans ces cas d'hydropisie vésiculaire, notre décortication ne sera donc que rarement réalisable.

Au cas d'empyème de la vésicule, les parois friables seront parsemées de foyers inflammatoires, de petits abcès, d'où impossibilité d'un décollement péritonéal.

Enfin si nous intervenons dans certains cas de fistule biliaire, ou de vésicule à forme scléroatrophique, nous trouverons un organe atrophié, ratatiné, aux parois épaissies, indurées.

Du côté du foie nous aurons d'ordinaire peu de difficultés à vaincre, il sera le plus souvent aisé de découvrir un plan de clivage qui nous permettra d'isoler très facilement la vésicule. En effet à ce niveau « on retrouve la même infiltration graisseuse qui permet d'isoler très aisément la vésicule du parenchyme hépatique. Cette graisse contient dans son épaisseur de gros vaisseaux se rendant à la vésicule et des canaux biliaires aberrants ». (Delbecq, Th. Paris, 1891-92) ou bien les adhérences au foie se font par des plans fibreux toujours faciles à détacher, en sorte que ce n'est qu'un faible obstacle à l'ablation quand on a eu la chance de tomber dans le plan de clivage. Il nous suffira de nous tenir constamment dans cette zone pour éviter tout délabrement du foie.

Mais ce ne sont pas là les seuls obstacles que nous aurons à surmonter, et il nous faut aussi tenir compte des lésions de péricholécystite. Certes ces lésions sont fort variables, et dans bien des cas nous aurons la bonne fortune de voir une vésicule libre de toute bride fibreuse s'offrir à notre bistouri. Mais d'autres fois, au contraire il nous arrivera de tomber sur un foyer de périhépatite au milieu duquel nous ne distinguerons rien. Les voies biliaires seront noyées dans les adhérences qui souderont ensemble foie, épiploon, et intestin.

Entre ces deux extrêmes prennent place tous les intermédiaires. Des adhérences récentes, facilement déchirées rendront sa liberté à la vésicule, et permettront de l'attirer à la plaie abdominale, ou bien, au contraire, des brides fibreuses plus ou moins résistantes et plus ou moins étroites viendront entraver dans une mesure variable nos manœuvres de libé-

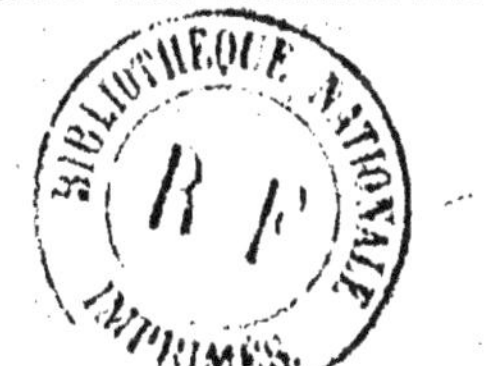

ration, et parfois nous obligeront à changer notre ligne de conduite.

Mais nous n'abandonnerons pas pour cela le principe de la sous-séreuse car c'est dans ce cas, justement, qu'elle nous sera le plus nécessaire. De même que pour un appendice perdu au milieu des anses d'intestin adhérent, on a imaginé l'appendicectomie sous-séreuse pour éviter tous les dangers d'une perforation intestinale, ici, où les risques sont les mêmes, nous emploierons une technique semblable. Traversant la coque fibreuse tout entière, au milieu des brides épiploïques adhérentes, nous irons chercher une zone de clivage dans la couche musculaire de la vésicule.

TECHNIQUE OPÉRATOIRE

« Malgré un examen très minutieux, on arrive assez rarement à faire un diagnostic précis des lésions calculeuses des voies biliaires permettant de prendre le bistouri pour faire de telles opérations. Ce serait, dans bien des cas, s'exposer à des déceptions et il est beaucoup plus sage d'établir d'abord la nécessité d'une intervention au cours de laquelle on décidera l'opération de choix ».

Bien plus encore que pour l'extirpation de la vésicule telle que la décrit Milhiet, cette phrase est vraie pour la technique que nous voulons exposer. La possibilité d'une décortication est tellement subordonnée au degré des lésions inflammatoires que, le plus souvent, ce ne sera qu'en la tentant que nous pourrons nous rendre compte de sa possibilité.

Devant un malade atteint de cholécystite nous devrons donc poser d'abord l'indication d'une laparotomie exploratrice. Aucune ablation de la vésicule, évidemment, ne doit être pratiquée tant qu'il n'est pas établi de façon certaine que les conduits, y compris l'hépatique et le cholédoque, sont absolument libres de calculs; autrement on s'expose à des méprises qui peuvent être fatales. Et même alors, si nous décidons une cholécystectomie, la technique suivie dépendra de la résistance plus ou moins grande des adhérences.

Pour décrire cette technique opératoire nous étudierons en détail chacun de ses temps. Pour cela nous en distinguerons huit :

1° Incision de la paroi abdominale;
2° Recherche de la vésicule;
3° Décortication;
4° Ouverture de la vésicule;
5° Exploration des voies biliaires;
6° Incision de la vésicule;
7° Suture de la séreuse;
8° Fermeture de l'abdomen.

Cholécystectomie primitive

Les soins préopératoires, la préparation du malade ne diffèrent en rien ici des précautions habituellement prises pour les autres opérations abdominales. Nous les passons sous silence.

Cependant il est un point sur lequel Mayo Robson a insisté et dont il nous faut dire quelques mots d'autant que la plupart des chirurgiens ont après lui adopté cette pratique :

« On placera sur la table d'opération au niveau du foie un sac de sable d'environ 80 cm. de long sur 12 de large et 7 d'épaisseur qui, projetant en avant la colonne vertébrale et avec elle le foie et les canaux biliaires, rapprochera fortement les canaux hépatique et cholédoque de l'incision abdominale. En ouvrant l'angle costal et en éloignant du foie la masse intestinale, ce coussin agit comme la position de Trendelenburg dans la chirurgie du petit bassin. » (Robson, *loc cit.*)

1° *Incision de la paroi abdominale.* — Loin de nous l'intention d'exposer ici toutes les incisions préconisées comme voies d'accès sur la vésicule. On en a proposé trop et de trop diverses pour que nous les discutions. Transversales, verticales, obliques, en T, en S, en L, etc. Nous ne redirons pas leurs mérites respectifs, nous nous contenterons seulement d'en retenir trois.

L'incision en baïonnette de Kehr, surtout pour les cas où nous désirerons avoir beaucoup de jour sur les voies biliaires profondes, sur le cholédoque.

L'incision semiogivale, que recommande particulièrement Robson. Passant au milieu du grand droit, parallèlement à ses fibres, puis prolongée, si besoin est, le long du rebord costal jusqu'à l'appendice xyphoïde, cette incision permet d'explorer très aisément canaux hépatique et cholédoque.

Enfin l'incision verticale le long du bord externe du grand droit, l'incision de Terrier, de Michaux, de Routier, celle que nous avons le plus souvent vu pratiquer, et qui était l'incision classique avant les publications de Kehr. C'est aussi celle que recommande Calot après ses recherches sur la situation topographique exacte de la vésicule, puisque son extrémité supérieure correspond précisément au point de repère du cholécystite. Evidemment les manœuvres d'exploration sur les voies biliaires profondes en sont rendues moins aisées, mais nous ne nous priverons pas ainsi du repère précieux qu'est la vésicule dans cette recherche. A partir du col de celle-ci nous travaillerons dans la profondeur et vers la ligne médiane, mais le plus souvent un bon écarteur placé sur la lèvre interne de la plaie nous donnera un jour bien suffisant. D'ailleurs, dès que la nécessité s'en impose, il est très facile de transformer notre incision.

Ainsi donc, incision de 12 à 15 cm. sur le bord externe du grand droit, à partir du rebord costal, intéressant les différents plans de la paroi. Ouverture de la séreuse péritonéale dont nous repérons soigneusement les lèvres avec des pinces.

2° *Recherche de la vésicule.* — Dès l'ouverture de la séreuse, nous nous trouvons en face de notre région opératoire, et c'est alors que nous devons déduire des circonstances et des lésions constatées notre ligne de conduite. Soit que nous trouvions des anses intestinales libres, une vésicule à peine rattachée aux organes voisins par quelques adhérences glutineuses et fragiles, soit qu'au contraire de résistantes brides fibreuses tapissent et cloisonnent toute la région où nos voies biliaires restent introuvables.

Mais supposons d'abord un cas favorable.

La vésicule déborde donc le bord inférieur du foie; plus ou moins volumineuse, elle s'offre immédiatement à nos regards. Notre premier soin doit être de garnir notre champ opératoire. Les compresses stérilisées dans l'angle inférieur de la plaie iront profondément maintenir, protéger l'estomac, l'intestin et réaliseront l'isolement de la cavité péritonéale. Nous devons avant tout éviter, si la vésicule se déchire, que la bile n'aille inonder le péritoine.

La main d'un aide placée sur le bord antérieur du foie, le renverse en haut et en arrière et donne du jour sur sa face inférieure et plus profondément vers le cystique.

On détache alors avec le doigt quelques adhérences si cela est nécessaire. Pour le besoin de notre description nous avons supposé cette libération facile. Il nous reste à explorer notre vésicule.

Nous nous rendons compte très exactement de son volume, de ses connexions, de son contenu, de l'épaississement de ses parois. Nous la sentons parfois bourrée de calculs, ou au contraire pleine de liquide. Avec l'index glissé d'avant en arrière, nous allons reconnaître le col, le canal cystique. Nous sommes ainsi renseigné sur le contenu du canal, sur la présence de calculs à ce niveau, sur leur enclavement possible. Dans ce cas de calculs inclus dans le cystique, nous tentons par expression de les ramener immédiatement dans la vésicule.

Parfois dès ce moment, nous pouvons en remontant les canaux, aller reconnaître le cholédoque et explorer sa portion susduodénale. Mais le plus souvent, le volume du cholécyste et la profondeur des voies biliaires principales rendent cette manœuvre difficile et mieux vaut alors attendre, pour la compléter, la libération de la vésicule et l'évacuation de son contenu. En effet, une fois la vésicule détachée de la face inférieure du foie et dépouillée de son revêtement séreux, en tirant sur elle par l'intermédiaire de pinces, on amène au doigt explorateur les canaux sous-jacents.

8° *Décortication.* — Les manœuvres précédentes ont suffi pour dégager complètement vésicule et canal cystique. Les mains d'un aide exposent largement la région sous-hépatique. Des compresses de gaze, placées méthodiquement, avec soin, isolent complètement le champ opératoire. Nous pouvons commencer la décortication. Nous la faisons avant l'ouverture de la vésicule ; les manœuvres en sont rendues plus faciles, s'exerçant sur un organe résistant et tendu, plutôt que sur une poche vide et flasque.

Voici le moment d'appliquer les connaissances anatomiques que nous avons exposées plus haut, et abandonnant de parti pris le fond, nous nous portons vers le tiers moyen. A ce niveau, de la pointe du bistouri, nous dessinons une incision en raquette n'intéressant que l'épaisseur du péritoine. La boucle embrasse les parois latérales de l'organe, jusqu'au foie, tandis que la queue se prolonge le long de la face inférieure de la vésicule sur son col, jusqu'au

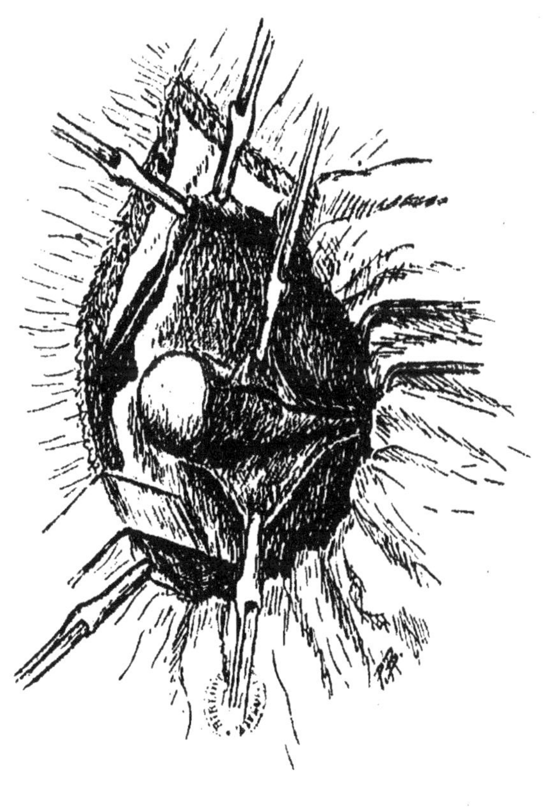

point où nous voulons faire porter la section sur le cystique.

Deux petites pinces de Tuffier saisissent les angles de nos volets séreux; et progressivement à partir de notre incision nous entreprenons le décollement des deux lambeaux.

Parfois très lentement, parfois au contraire avec une facilité qui étonne, on arrive à réaliser une dissection complète du péritoine. Le plus souvent le doigt suffit pour mener à bien cette manœuvre: autant que possible, d'ailleurs, il faut éviter l'emploi de tout instrument qui pourrait se créer une voie soit à travers la séreuse, soit à travers la musculeuse vésiculaire. Mais quand les adhérences trop intimes unissent muscle et séreuse, on peut avoir recours à l'extrémité mousse de ciseaux courbes qui permettront sans danger de vaincre ces résistances.

Le décollement est ainsi continué tout le long de notre incision longitudinale et successivement nous libérons le corps de la vésicule, puis son col, et son pédicule cystique.

Nos deux lambeaux péritonéaux sont disséqués jusqu'à leur réflexion sur le foie, la vésicule ne tient plus que par ses adhérences avec le tissu hépatique qui parfois formeront un méso plus ou moins long. Nous revenons pour ce dernier temps à la technique habituelle de la cholécystectomie.

Il faut alors avec l'ongle chercher à décoller la vésicule de son lit. On peut amorcer ce décollement avec le bistouri ou les ciseaux. Mais la grande chose est de découvrir le plan de clivage qui permet une séparation rapide des deux organes. Ce temps opératoire peut être marqué par un incident qui tient à la présence de vaisseaux dans le plan de clivage. En effet tant que nous nous sommes tenus à la face inférieure de la vésicule, seules des branches vasculaires de petit volume étaient déchirées par la décortication. Au niveau de la face dorsale, au contraire, nous rencontrons les deux branches de division droite et gauche de l'artère cystique qui viennent s'y anastomoser, et leur direction nous force à les couper plusieurs fois à mesure que nous avançons dans nos manœuvres de décollement.

L'opération telle que nous venons de la décrire n'est pas un schéma tout hypothétique, imaginé seulement pour les besoins de la description. Et bien souvent dans la réalité ce temps opératoire se passera avec la facilité que nous venons de dire. Nous renvoyons pour le prouver à quelques-unes des observations que nous donnons plus loin. Mais souvent aussi les conditions nous favoriseront moins, et, comme nous l'avons déjà dit, il nous arrivera de tomber sur un foyer de péricholécystite intense.

Un magma où seront réunis foie, vésicule, épiploon et intestin représentera notre région opératoire, et parfois même nous aurons peine à y reconnaître le réservoir biliaire.

Alors avant de penser à tout autre manœuvre, il nous faudra tenter la libération du fond de la vésicule. De même que dans un petit bassin, pour un cas de pelvipéritonite, nous allons d'abord rechercher le fond de l'utérus, de même ici le fond de la vésicule sera le point de repère important. Si les adhérences sont récentes, nous réussirons encore à dégager la vésicule; mais si elles sont anciennes nous pourrons y trouver les plus grandes difficultés. Surtout nous devrons y mettre la plus grande prudence; et pour cela laisser de côté tout instrument qui pourrait aller ouvrir l'intestin adhérent; de préférence le dégagement sera effectué avec le doigt tout au plus l'amorcerons-nous au bistouri ou aux ciseaux. En progressant lentement et prudemment nous arriverons encore assez souvent à la libération complète de la vésicule. Des brides fibreuses déchirées s'écoulera parfois un peu de sang que le tamponnement aura vite fait d'arrêter. Au besoin quelques ligatures y seront posées s'il est nécessaire.

Il est enfin des cas où le dégagement méthodique de la vésicule sera trop difficile, même impossible. Nous passerons alors de parti-pris à travers ce tissu fibreux jusqu'à la musculeuse vésiculaire: c'est dans l'épaisseur de cette tunique et aux dépens du muscle que nous ferons la décortication. Mieux vaut, en effet, dans un cas semblable, risquer de crever la vésicule que de s'exposer à entrer dans l'intestin. Cet artifice nous donnera le maximum de sécurité. Nous réaliserons ainsi une sorte de pseudo décollement, et la coque fibreuse obtenue nous rendra les mêmes services que nos lambeaux péritonéaux.

4° *Ouverture de la vésicule.* — Nous amenons alors la vésicule libérée hors de l'abdomen. Toute la région opératoire est couverte de compresses. Mais nous devons procéder différemment suivant le contenu de l'organe.

Soit par exemple une vésicule contenant en grande quantité un liquide, que pratiquement l'on doit toujours considérer comme septique et traiter comme tel; il faut faire l'aspiration aussi complète que possible de ce liquide, et c'est seulement après, que l'on va à la recherche des calculs.

Soit au contraire une vésicule sèche, ratatinée, moulée sur les concrétions qu'elle renferme, on l'ouvre sur un lit de compresses, on la vide et on l'assèche soigneusement.

Puis, la poche enfin vidée de son contenu: liquide, calculs ou boue biliaire, une curette va chercher les calculs enclavés au niveau du col ou du cystique. Ou bien deux doigts introduits le long du canal les font, par expression, remonter dans la vésicule, d'où il est alors facile de les extraire.

On a recommandé aussi le lavage à l'eau stérilisée du réservoir biliaire; sous une pression assez forte, ce lavage pourrait suffire pour le débarrasser complètement de toutes les concrétions qui y sont accumulées. Peut-être vaut-il mieux, en réalité, n'user qu'exceptionnellement de ce procédé.

5° *Exploration des voies biliaires.* — Ce temps opératoire est des plus importants puisque c'est de lui que dépendra la conduite à tenir vis-à-vis du moignon cystique.

Cathétérisme. — Par l'évacuation de la vésicule, nous avons rendu sa perméabilité au canal cystique.

Une première méthode d'exploration sera le cathétérisme des voies biliaires. Si nous réussissons à pénétrer jusqu'au duodénum, nous aurons ainsi acquis la certitude de la perméabilité des canaux. Evidemment c'est là une manœuvre délicate et qui présente souvent de grandes difficultés même lorsque les voies biliaires sont normales; mais nous ne devons pas la négliger, puisque, en cas de réussite, elle nous donne une sécurité complète.

Nous choisissons donc un instrument souple, une sonde en gomme élastique, ou une sonde à boule olivaire; cette sonde est naturellement de faible calibre, n° 8-12 de la filière Charrière.

La partie délicate de l'opération est le passage de la vésicule dans le cholédoque, c'est presque toujours pendant la traversée du col et du canal que nous serons arrêté; la disposition anatomique du cystique avec ses valvules multiples l'expliquent d'ailleurs suffisamment. Parfois après quelques tâtonnements, en imprimant au cathéter de petits mouvements de vrille, nous aurons la bonne fortune de pénétrer dans le cholédoque, puis dans le duodénum, et sûr alors de la perméabilité des canaux, nous pourrons terminer notre cholécystectomie.

Mais souvent aussi notre sonde s'obstinera à buter dans le canal cystique et, devant l'insuccès de l'exploration interne, il nous faudra recourir à la méthode d'exploration extérieure. Le cathétérisme a de plus l'inconvénient de ne nous renseigner que sur l'état du cholédoque et nullement sur celui de l'hépatique.

Exploration digitale. — La vraie méthode d'exploration des voies biliaires, la méthode la plus sûre est l'exploration digitale. C'est pour ce temps opératoire surtout, qu'est précieuse la présence du coussin sous la région lombaire du patient.

L'index gauche suit le canal cystique que l'on maintient tendu par quelques tractions sur la vésicule. L'on est ainsi conduit sur le bord libre du petit épiploon. Et il est alors facile en engageant le doigt dans l'hiatus de Winslow d'explorer et de palper l'hépatique, ainsi que le cholédoque dans sa portion susduodénale. Les portions rétroduodénale et pancréatique, par contre, seront fort difficiles à explorer et fréquemment les calculs y passeront inaperçus; d'autant que dans la lithiase ancienne des adhérences masquent le cholédoque, ferment l'hiatus de Winslow, immobilisent le duodénum et rendent toute exploration impossible.

La technique habituellement suivie pour la palpation des portions rétroduodénale et pancréatique du cholédoque est la suivante: l'index gauche retiré de l'hiatus de Winslow descend sur le flanc droit de la portion verticale du duodénum, s'engageant le plus possible derrière sa face postérieure et, pendant que le doigt déprime l'intestin, le pouce gauche ou l'index droit appuie successivement sur lui la première portion du duodénum et la tête du pancréas.

Dans les cas d'adhérences étendues Durand (de Lyon), renonce à chercher l'entrée de l'hiatus; il effondre la partie moyenne fenêtrée du petit épiploon et aborde le cholédoque susduodénal non de droite à gauche, au milieu des adhérences, mais de gauche à droite par l'arrière cavité qui est libre.

On pourrait alors avoir recours au décollement du duodénum qui donnerait une large voie d'accès et permettrait une exploration complète de ces deux portions du canal.

C'est donc par le toucher que nous reconnaîtrons l'induration caractéristique de la présence d'un calcul au niveau des canaux. Dans ces cas, il est toute une série de manœuvres auxquelles nous pourrons avoir recours.

Par expression, nous pourrons tenter de faire remonter le calcul et ainsi de proche en proche, le ramener dans la vésicule. Mais nous devrons bien nous garder de le faire progresser en sens inverse vers le duodénum, car il pourrait s'immoblîliser dans l'ampoule de Vater.

Souvent le canal sera rétréci au-dessus du calcul, et celui-ci ne se laissera pas mobiliser. Nous tenterons alors de le broyer avec les doigts, mais sans nous servir de pince, et sans trop insister de peur de déchirer une paroi déjà altérée.

Si enfin ces procédés ne suffisent pas pour rétablir la perméabilité des canaux, nous aurons le choix entre les diverses interventions préconisées contre les calculs enclavés: soit la cysticotomie, soit l'incison de proche en proche des voies biliaires de Delagenière, soit la cholédocotomie. Mais en première ligne, nous devons placer l'opération de Kehr. Dès que nous ne serons pas certains de la perméabilité des canaux hépatique et cholédoque, nous devrons fendre le cystique sur toute sa longueur et ouvrir le cholédoque et l'hépatique jusqu'à l'obstacle.

6° *Excision de la vésicule.* — Nous sommes enfin sûr de la perméabilité des voies biliaires jusqu'au duodénum. Il ne nous reste plus alors qu'à sectionner le cystique. Il est inutile de faire cette section entre deux pinces, comme on l'a recommandé, puisque notre vésicule a été vidée et lavée, et d'ailleurs notre champ opératoire bien garni est à l'abri de toute souillure.

On a préconisé la soie pour la ligature du cystique. En réalité le catgut ou le tendon de renne répondent mieux aux indications de cette ligature. Ils sont aussi solides sans nous exposer à couper les parois du canal fortement altéré, et se résorbant, ils ne présentent pas les inconvénients du fil de soie qui formerait corps étranger.

Il sera bon de lier séparément l'artère cystique qui ne suit pas exactement le canal, mais vient directement du hile du foie et le rejoint au niveau du col de la vésicule.

7° *Suture de la séreuse en entonnoir.* — Le champ opératoire est alors nettoyé, mis au propre. Les compresses souillées sont retirées et remplacées. Les points qui saignent sont soigneusement tamponnés ou reçoivent une ligature.

Notre région sous-hépatique présente à ce moment l'aspect suivant : La fossette cystique, de forme triangulaire est bordée des deux côtés par les deux volets péritonéaux et son sommet est représenté par le moignon du cystique.

Par un surjet nous allons maintenant rapprocher les lèvres de nos lambeaux séreux, depuis le sommet jusqu'à la base du triangle, et nous réalisons ainsi du même coup l'enfouissement du moignon et la péritonisation de la surface hépatique cruentée. Un second plan de sutures pourra être pratiqué.

8° *Fermeture de l'abdomen.* — Doit-on laisser un drain dans le canal séreux ainsi formé, ou au contraire fermer immédiatement l'abdomen?

Certains chirurgiens, et parmi eux Witel (de Bonn) n'hésitent pas à suturer la paroi sans drain, sans mèche, et nous rapportons plus loin des observations où une ligne de conduite semblable ne s'est accompagnée d'aucun incident.

En réalité, nous devons distinguer deux cas suivant le degré de septicité de la bile.

1° La bile est septique. Ce ne sera jamais évidemment qu'une septicité relative car dans le cas de présence de pus, la cholécystectomie ne serait pas indiquée, et il nous faudrait recourir au drainage de l'hépatique et du cholédoque. Alors nous fixons nos deux lambeaux séreux au péritoine de la paroi abdominale de chaque côté de l'incision et nous isolons ainsi d'une façon parfaite la région vésiculaire que nous drainons largement.

2° Dans les cas aseptiques nous réalisons l'enfouissement du moignon cystique; les lambeaux séreux tapissent la surface cruentée du foie en formant un tunnel sous-séreux : dans ce cas encore il nous semble préférable de laisser un petit drain dans ce canal.

La légère difformité cicatricielle qui en résultera sera bien compensée par la sécurité entière que cette précaution nous assurera.

Cholécystectomie secondaire

La fistule peut être consécutive à une cholécystostomie ou à l'ouverture spontanée d'une cholécystite à la paroi, mais la symptomatologie de ces fistules variera.

Tantôt l'écoulement est représenté par de la bile. Dans ce cas si le cholédoque est perméable, la guérison pourra se faire spontanément. Si le cholédoque est imperméable toute la bile s'écoule par la fistule. C'est une indication d'anastomose de la vésicule avec l'intestin ou l'estomac.

La cholécystectomie ne sera indiquée que dans le cas d'un écoulement muqueux ou mucopurulent. Ce cas répond à une oblitération du cystique. La muqueuse vésiculaire continue à secréter, et l'on a une poche chroniquement enflammée sans tendance à se supprimer. C'est cette forme que Mayo (de Rochester) recommande de traiter par un curetage de la poche. En faisant disparaître la muqueuse, on supprime la sécrétion, d'où accolement et cicatrisation des parois.

Ici nous avons tout à attendre d'une ablation en bloc des lésions.

De même, nous retrouvons ici tous les avantages et toutes les indications d'une décortication sous-séreuse, ainsi que Chibret (d'Aurillac) l'exposa au Congrès de chirurgie de Paris (1908).

Nous aurons soin d'occlure les fistules suivant le procédé d'A. Pollosson en disséquant une collerette cutanée dont on relève les lèvres; celles-ci sont accolées, entourées d'une compresse et saisies dans des pinces.

Les temps opératoires ne diffèrent pas sensiblement de ceux de la cholécystectomie primitive. Souvent les difficultés sont plus grandes tenant à la rétraction de la vésicule, et à l'intensité des adhérences développées au contact du foyer inflammatoire.

Nous aurons donc recours au pseudo décollement péritonéal aux dépens de la musculeuse vésiculaire, et nous éviterons ainsi les dangers d'une perforation intestinale.

Pour faciliter le décollement il sera quelquefois utile d'introduire une sonde dans la fistule. On la fixe alors, et elle peut servir de conducteur dans ces manœuvres de décortication, parfois fort pénibles.

OBSERVATIONS

Nous diviserons nos observations en:

1° Cholécystectomies primitives;
2° Cholécystectomies secondaires;
3° Cholécystectomies avec cholédocotomies.

Cholécystectomies primitives.

Observation I (*inédite*)

Due à l'obligeance de M. le Professeur Agrégé Tixier

Cholécystite calculeuse sans signe d'obstruction du cholédoque. — Phénomènes de sténose peu accentuée du pylore d'origine vésiculaire. — Cholécystectomie idéale sous-séreuse. — Guérison.

Mme S... de Loire (Rhône), m'est envoyée le 18 mars 1904, par un confrère de Vienne (Isère).

Cette femme, âgée de quarante-trois ans, présente depuis de nombreuses années des accidents de lithiase biliaire. Depuis dix ans plusieurs crises de coliques hépatiques sans jamais d'ictère persistant. Elle a fait plusieurs séjours à Vichy et avait été jusqu'à ces derniers mois dans un état relativement satisfaisant.

Mais depuis un mois environ ont apparu des phénomènes gastriques très pénibles. Sensation de tension après les repas; digestion longue et pénible avec sensations nauséeuses ; très rarement vomissements que la malade met sur le compte d'indigestions. Elle a maigri, perdu ses forces et est obligée de suivre un régime sévère.

Elle souffre d'une façon continue au niveau du foie avec irradiations dans l'épaule ; elle réclame une intervention.

A l'examen on constate au niveau de la vésicule une petite grosseur du volume d'une mandarine, très dure, suivant les mouvements de la respiration ; l'estomac est dilaté considérablement, il n'y a pas de signes de sténose vraie, pas de contractions péristaltiques.

Les urines sont normales, les selles non colorées, il n'y a pas d'ictère, pas de température.

La malade est observée pendant trois jours à la Clinique des Sœurs Ste-Marthe. Le diagnostic ferme est celui de cholécystite calculeuse avec péritonite plastique péripylorique.

22 mars 1904. — Intervention par M. Tixier, aidé de M. Corneloup, son interne ; de M. Baron, son externe.

Laparotomie sur le bord externe du grand droit ; on découvre aisément une vésicule enfouie dans des adhérences péritonéales fibreuses. Dégagement du fond : collerette péritonéale permettant une décortication sous-séreuse complète grâce à l'épaisseur et à la résistance des parois de la vésicule. La vésicule est enlevée sans l'ouvrir. Exploration du cystique avec une sonde fine *qui pénètre aisément dans le cholédoque.*

Ligature du cholédoque au tendon de renne ; enfouissement séreux du moignon ; petit drain au contact de la fossette vésiculaire. On libère le pylore qui est sain. Fermeture du ventre, laissant juste passer le petit drain à son extrémité supérieure.

La vésicule contient de 15 à 18 calculs petits, à facettes, très dures ; boue biliaire.

Suites opératoires très simples. — Le petit drain est enlevé le troisième jour ; il ne s'est pas écoulé une seule goutte de bile. La réunion complète a lieu en quinze jours. La malade quitte la maison de santé digérant déjà beaucoup mieux.

Résultats éloignés. — Depuis, M. Tixier a souvent eu des nouvelles de cette malade : la dernière fois, au mois d'août 1907. Elle n'a cessé de très bien se porter ; plus de coliques hépatiques ; plus de troubles digestifs ; embonpoint considérable ; vie très active.

Observation II

Cholécystite calculeuse. — Pas de phénomène d'obstruction. — Péricholécystite. — Grosse vésicule contenant de nombreux calculs. — Pas de pus. — Cholécystectomie sous-séreuse. — Guérison (Lyon Médical, 1904). Tixier.

Femme cinquante-quatre ans. Tumeur de l'hypocondre droit. Aucune histoire hépatique. Jamais de colique hépatique, jamais d'ictère, jamais d'affection du foie. Se plaint surtout de phénomènes gastriques, d'étouffements dans les heures qui suivent l'ingestion des aliments. Pas de vomissements, mais des nausées. C'est sur ces signes gastriques sans véritable sténose que je me base pour assurer que cette tumeur grosse comme une volumineuse poire qui siège sur le bord droit du muscle grand droit est bien une vésicule atteinte de cholécystite chronique.

Pas de température, pas de décoloration des selles, pas de pigments biliaires dans les urines. J'admets que les voies biliaires sont libres et je me décide à une cholécystectomie que je me dispose à exécuter par la méthode sous-séreuse.

Laparotomie médiane sous-ombilicale. Le foie est gros

et abaissé; sous son bord antérieur et inférieur se cache la vésicule distendue. Sur son fond est venu adhérer énergiquement le grand épiploon épaissi, fibreux. J'arrive assez facilement à le libérer, et alors il m'est facile de palper non seulement la vésicule, mais encore le cystique et l'origine du cholédoque; ces canaux me semblent sains.

Immédiatement pour amorcer le décollement du péritoine, je pratique une incision de la séreuse sur la face inférieure de la vésicule, du fond jusque vers le col. Et je commence le décollement à partir du fond; mais mes manœuvres minutieusement menées, échouent cependant. La séreuse se déchire et s'effiloche. Je n'insiste donc pas à ce niveau et suivant toujours ma première incision d'amorcement, je me porte vers la partie moyenne du corps de la vésicule. Et alors à ce niveau, je constate que le péritoine n'est plus aussi intimement adhérent, qu'il est facile de le décoller. Rapidement le corps, le col de vésicule se dégagent et avec une grande facilité, je puis arriver jusqu'à l'origine du cystique.

Par une large incision de la vésicule je fais alors écouler au dehors son contenu: une dizaine de calculs dont quatre ou cinq ont le volume d'une noisette. Ces calculs baignent dans un mucus épais, non odorant, non purulent.

J'explore avec une petite bougie les voies biliaires: j'ai la rare fortune de pouvoir m'engager facilement dans le cystique *et même dans le cholédoque.* La route est libre; aussi, rapidement je lie le cystique avec un tendon de renne. Puis grâce à mes grands volets péritonéaux, il m'est facile de faire un enfouissement sous-séreux de ma ligature.

Je draine superficiellement avec une mèche de gaze placée au milieu des adhérences épiploïques; la paroi est fermée.

En vingt-neuf jours la cicatrisation est complètement obtenue. La malade repart chez elle, se déclarant complètement satisfaite: elle digère admirablement et prétend n'avoir jamais été aussi vaillante depuis dix ans.

OBSERVATION III

Cholécystite et appendicite. — Grosse vésicule pleine de calculs, adhérente au colon. — Appendicectomie et cholécystectomie sous-séreuse partielle. — Guérison (Lyon médical, 1906). — TIXIER.

Malade de quarante ans, qui ne présente rien à signaler dans ses antécédents héréditaires. Elle n'a jamais fait de maladie grave, mais depuis une dizaine d'années elle se plaint d'indigestions accompagnées de douleurs au creux épigastrique et s'irradiant en arrière entre les épaules. Ces douleurs s'accompagnaient assez fréquemment de vomissements. Souvent au moment de ses crises douloureuses, la malade a eu un peu de jaunisse.

Le 19 mars 1906, au matin, la malade est prise brusquement de vomissements qu'elle attribue à la mauvaise digestion de son déjeuner. Mais le soir, le ventre devient douloureux, surtout au niveau de l'hypocondre droit et les vomissements persistent, consistant en glaires jaunâtres, assez abondants.

Ces phénomènes persistent pendant deux jours et la malade entre à l'hôpital. A son entrée, on constate de la défense musculaire de toute la paroi abdominale, et on sent un plastron dur et très douloureux, commençant en haut, au niveau des fausses côtes, et descendant jusque dans la fosse iliaque au-dessous du point de Mac Burney. La malade immobilise complètement son diaphragme de ce côté.

La constipation est absolue. Les vomissements ont disparu. Pouls petit : 92. Température : 39°.

Les touchers vaginal et rectal restent négatifs.

On met la malade à la diète absolue, on met une vessie de glace et on attend.

Peu à peu la température diminue, les douleurs s'atténuent, et le plastron commence à s'effacer d'abord dans la fosse iliaque au niveau de l'appendice, et progressivement on voit la tuméfaction disparaître pour ne persister encore pendant quelque temps que dans la région vésiculaire.

Au bout de trois semaines l'apyrexie est complète, le ventre est souple, seulement encore un peu douloureux au niveau de la vésicule.

Le 27 avril, intervention. Incision de Jalaguier sur le bord externe du droit, remontant très haut de façon à atteindre facilement l'appendice et la vésicule. On se dirige d'abord sur l'appendice, il est collé sur la face postérieure du cæcum par des adhérences récentes facilement déchirables. On le resèque et on enfouit le moignon sous une collerette de péritoine. Tout autour de l'appendice sont des brides péritonéales nombreuses qui, s'insérant d'une part sur le cæcum et d'autre part sur le colon ascendant, recourbent ce dernier à angle assez aigu. Les brides sont sectionnées et le colon reprend sa direction normale.

On arrive sur la vésicule qui est grosse, pleine de calculs et de la périphérie de laquelle partent des brides péritonéales se dirigeant sur le colon transverse et l'angle droit du colon. On les libère et on procède à la cholécystectomie sous-séreuse. Incision circulaire de la séreuse vers le milieu de la vésicule. On rabat la séreuse en arrière. Section de la vésicule vers son extrémité postérieure. On en sort quatre volumineux calculs. Fermeture de la paroi de la vésicule au tendon de renne; fermeture de la séreuse par dessus. On met un petit drain à côté de la portion restante de la vésicule, et on referme la paroi.

Il s'écoule un peu de bile par le drain pendant un jour, puis le pansement devient absolument sec; et on retire le drain au troisième jour.

Dix-huit jours après, la malade quitte le service complètement guérie, le 18 mai 1900.

Ajoutons que l'appendice ouvert ne contient pas de pus;

sa muqueuse est très légèrement congestionnée et c'est surtout au niveau de son pédicule que se voient les signes d'inflammation récente.

Le 14 novembre, la malade revient se plaignant des reins. Rétroversion facilement réductible, pessaire. La malade a engraissé beaucoup.

21 février 1907. — Revient, se porte très bien.

Observation IV

Cholécystite calculeuse. — Vésicule du volume d'un œuf, très adhérente. — Nombreux calculs. — Cholécystectomie sous-séreuse. — Ecoulement de bile par le drain pendant quinze jours. — Guérison, (Lyon médical, 1907). — Tixier.

Femme, soixante-trois ans, cultivatrice, n'ayant présenté aucun phénomène pathologique avant son affection actuelle.

Elle a eu neuf enfants, une de ses filles fait le sujet de l'observation suivante. Il y a dix-huit mois, cette malade eut une crise douloureuse très vive dans l'hypocondre droit. D'après les renseignements fournis par le médecin qui la soigna, il y eut à cette époque des signes de péritonite localisée avec accidents d'occlusion intestinale. En même temps apparition dans l'hypocondre droit d'une tumeur grosse comme une orange. Pas de vomissements, pas d'ictère. Puis tout rentra dans l'ordre, les douleurs ayant été calmées par des injections de morphine.

Trois mois après, nouvelle crise douloureuse semblable à la première. Depuis, les crises sont survenues environ tous les trois mois, moins fortes cependant, mais après disparition de la crise, la tumeur nettement circulaire restait de plus en plus volumineuse. Pas de vomissements, ni hématémèse, ni mélœna, jamais d'ictère. Comme depuis quelque temps elle s'alimentait moins, avait maigri, un médecin lui conseilla une intervention chirurgicale.

A son entrée, décembre 1906, c'était une femme amaigrie, au teint un peu jaunâtre, présentant dans l'hypocondre droit une masse indurée de la grosseur d'une mandarine, nettement délimitable en bas et sur les côtés et remontant en haut se perdre sous le foie; celui-ci est normal.

On ne constate pas d'autre signe clinique important, il s'agit d'une vésicule, et d'après l'histoire de la malade, d'une vésicule calculeuse.

M. Tixier intervient le 17 *décembre* 1906. Incision sur le bord externe du grand droit du côté droit. Après ouverture du péritoine, relié à la vésicule par quelques brides inflammatoires on aperçoit la vésicule grosse comme un œuf environ et disparaissant au milieu d'adhérences qui la relient en haut au foie, en bas au colon transverse. On sectionne et lie ces brides inflammatoires, et l'on essaie d'amorcer le décollement d'un lambeau péritonéal au niveau de la face inférieure de la vésicule; mais on s'aperçoit que les adhérences entre la vésicule et le colon sont très intimes, et l'on voit bientôt un calcul enclavé dans ce tissu d'adhérences et qui était en train de se frayer un chemin de la vésicule au colon. Le décollement péritonéal est alors amorcé sur la face inférieure vésiculaire et continué tout le tour avec prudence après que l'on eût trouvé un plan de clivage assez net.

Ce décollement est poursuivi loin jusque sur le cystique qui semble libre de calcul. Une pince est placée sur ce conduit et la vésicule est enlevée après section et ligature de l'artère cystique. On essaye ensuite par le cystique de faire le cathétérisme des voies biliaires; mais une bougie n° 12 ne passe qu'à frottement, et une petite curette introduite ramène une boue biliaire assez épaisse. Le cathétérisme ne peut être fait jusque dans le duodénum.

Le canal cystique est lié; un petit drain est placé debout contre lui. On fait une suture hémostatique du bord antérieur du foie, et l'on termine l'opération en suturant au péritoine pariétal le lambeau péritonéal, formé au début de l'intervention, ayant transformé la cavité occupée par la vésicule en une petite loge péritonéale fermée vers le cystique et drainée au dehors.

Les suites opératoires furent simples, la température oscilla quelques jours autour de 38°. Cependant cette malade eut une fistule biliaire et pendant quinze jours environ son pansement fut souillé de bile. Actuellement tout est terminé et la guérison est complète.

La vésicule enlevée présentait des parois épaisses et renfermait de nombreux calculs.

Observation V

Cholécystite calculeuse avec phénomènes de sténose pylorique. — Parois vésiculaires très épaissies, petits calculs oblitérant le cystique. — Cholécystectomie sous-séreuse. — Guérison (Lyon médical, 1907). — Tixier.

Jeune femme, trente-six ans, fille de la malade de l'observation précédente, ayant eu en avril 1905, août 1906 des coliques hépatiques très nettes. Depuis cette dernière époque, la malade se plaignait de douleurs épigastriques survenant toutes les quarante-huit heures environ, généralement deux à trois heures après le repas, « au moment où se faisait la digestion », disait-elle; elle avait des vomissements biliaires, parfois alimentaires. Elle présentait à son entrée un peu de subictère, et avait maigri, étant obligée de restreindre son alimentation à cause des douleurs.

La palpation de l'hypocondre droit montrait une vésicule un peu grosse, mais cette sensation différa à divers examens.

Devant l'allure clinique de la maladie, on posa le diagnostic de cholécystite calculeuse avec adhérences déterminant des phénomènes de sténose pylorique.

A l'intervention, on trouva de nombreuses adhérences entre la vésicule, le foie, le pylore et la petite courbure de l'estomac.

L'opération fut faite suivant la technique habituelle du professeur Tixier. Chez cette malade le cathétérisme des voies biliaires fut facilement fait à l'aide d'une bougie *exploratrice n° 14 qui pénétra dans le duodénum.*

Les suites opératoires furent très simples, il n'y eut pas de fièvre. Le drain placé dans la loge vésiculaire fermée fut enlevé trois jours après l'intervention; le pansement ne fut jamais souillé par la bile, et la guérison fut très rapide. La vésicule enlevée présentait des parois très épaissies et renfermait trois petits calculs dont un oblitérait le cystique.

Observation VI

Cholécystite calculeuse avec phénomènes de sténose pylorique: vésicule volumineuse contenant six gros calculs; pas de pus. — Cholécystectomie sous-séreuse. — Guérison (Lyon Médical, 1903). — Villard.

Femme, trente-huit ans, souffrant depuis une huitaine d'années de douleurs vagues dans l'hypocondre droit et de troubles digestifs mal définis. Depuis quatre ans les phénomènes douloureux s'étaient accrus et précisés sous forme de coliques hépatiques assez nettes, bien qu'à aucun moment il n'y ait eu trace d'ictère. Parallèllement était survenue de la dilatation gastrique avec lenteur de la digestion, perte d'appétit et amaigrissement notable.

Au moment où je me suis décidé à intervenir, la malade souffrait constamment, et il était facile de percevoir dans la région sous-hépatique une vésicule biliaire volumineuse et indurée.

Laparotomie latérale me conduisit directement sur la vésicule qui était du volume d'une grosse poire, distendue et déprimait par sa masse la première partie du duodénum sous-jacent, causant par ce mécanisme les symptômes de sténose partielle du pylore. Les parois cystiques étaient épaissies, sans qu'il y eut d'adhérences véritables aux organes voisins.

Je me décidai à pratiquer la cholécystectomie, espérant ainsi mieux parer aux accidents gastriques. Je puis faire l'ablation de l'organe par décollement sous-péritonéal, ayant trouvé un plan de clivage facile, sauf du côté du foie. Arrivé au canal cystique, j'enlève la vésicule avec son contenu, après avoir placé deux pinces sur le pédicule pour éviter l'issue de tout liquide septique. La pince du canal cystique fut remplacée par une ligature au catgut enfouie dans trois points de suture. Je laissai une mèche de drainage dans l'entonnoir formé par le décollement péritonéal et comme il était facile de le prévoir les suites furent simples et apyrétiques. La malade est aujourd'hui guérie sans avoir présenté aucun écoulement biliaire par la plaie.

La vésicule contenait six gros calculs et une bile épaisse et visqueuse. Pas de pus proprement dit. L'examen bactériologique n'a pas été fait.

Observation VII

Cholécystite calculeuse. — Vésicule volumineuse remplie de gros calculs. — Nombreuses adhérences. — Cholécystectomie sous-séreuse. — Guérison (Lyon Médical, 1906) (Th. Griscelli). — Villard.

L. M..., ourleuse, trente-cinq ans. Pas d'antécédents héréditaires, quelques troubles digestifs. Pas d'anorexie.

La malade s'est toujours plainte d'une constipation opiniâtre, ne pouvant aller à la selle qu'à l'aide de purgatifs et de lavements. Cette constipation est devenue surtout très accusée pendant ces derniers temps.

Depuis quatre ans, crises douloureuses, avec irradiation dans l'épaule droite, réalisant le syndrome de la colique hépatique. Jamais d'ictère.

Depuis un an, apparition d'une tumeur molle dans l'hypocondre droit. Cette tumeur devient douloureuse au moment des coliques.

La malade entre à l'hôpital de la Croix-Rousse, le 10 octobre 1903. Le diagnostic porté est : cholécystite calculeuse chronique, s'accompagnant de troubles gastriques et intestinaux.

22 octobre. — Intervention. Laparotomie. Ablation sous-séreuse de la vésicule biliaire, volumineuse et remplie de gros calculs. Assez nombreuses adhérences péritonéales sous-hépatiques qui sont laissées en place. Guérison.

Novembre 1905. — Nous recevons des nouvelles de la malade. Les crises douloureuses ont disparu complètement. Les troubles digestifs ont suivi une amélioration progressive. L'opiniâtreté de la constipation a cédé au traitement chirurgical. La malade n'est plus obligée de recourir aux purgatifs et aux lavements pour obtenir des selles. Ce dernier résultat n'a été obtenu que quatre mois après l'opération, période pendant laquelle la malade présentait encore quelques phénomènes douloureux dans l'hypocondre droit.

Observation VIII

Salpingite. — Cholécystite calculeuse. — Hydropisie de la vésicule. — Très nombreux calculs. — Enorme vésicule. — Cholécystectomie sous-séreuse. — Guérison (Lyon Médical 1905). — Goullioud.

Jeune femme, vingt-sept ans, sans antécédents héréditaires intéressants. Personnellement trois grossesses, l'affection actuelle remontait au cours de la seconde, il y a trois ans, et la malade en fait remonter le début à tort ou à raison, à une chute qu'elle fit : elle fut renversée par une bicyclette. Depuis elle souffrit de douleurs vagues dans les reins et dans l'hypocondre ou le flanc droit.

Il y a quelques mois, l'état de la malade s'est compliqué d'une salpingite aiguë consécutive à une fausse couche, et l'acuité des douleurs ont décidé la malade à entrer à l'hôpital.

En outre des lésions annexielles on constate, dans l'hypocondre droit, une masse dure, mobile, piriforme, ballottant sous la palpation bimanuelle tout comme un rein mobile. Mais la position superficielle de la tumeur et l'absence de troubles urinaires fait porter le diagnostic d'hydropisie de la vésicule par obstruction calculeuse du cystique. La malade a un excellent état général, sans aucun signe d'obstruction du cholédoque, sans ictère.

Comme la malade souffre depuis trois ans dans l'hypocondre droit et qu'aucun traitement n'a modifié ses douleurs, on se décide à l'opérer.

M. Goullioud emploie son incision habituelle, incision verticale sur le bord externe du muscle droit, qu'il prolonge en suivant le bord costal jusqu'à l'épigastre. On tombe sur une vésicule énorme, puisqu'elle ne pèse pas moins de 262 grammes. Cette vésicule dont l'hydropisie ne s'est accompagnée d'aucune adhérence et qui tend à se pédiculiser s'offre pour ainsi dire à l'ablation. On sent un calcul dans le cystique, coudé au-dessous du calcul.

L'ablation sous-séreuse fut des plus faciles et on se contente de lier et de sectionner le cystique, un peu au-dessus de son abouchement dans le cholédoque.

La pièce enlevée et renversée, les calculs petits et multiples comme des grains de plomb, se déplacent, ce qui fait penser que la coudure du cystique devait jouer un rôle important dans l'hydropisie de la vésicule.

Les deuxième et troisième jours, douleurs assez vives à la base du thorax, avec dyspnée, mais sans accélération du pouls et avec un retour facile des selles. Puis les douleurs cessèrent et les fils furent enlevés le dixième jour.

Observation IX

Cholécystite calculeuse. — Hydropisie de la vésicule. — Liquide transparent. — Calcul dans le cystique. — Cholécystectomie sous-séreuse incomplète. — Guérison. (Lyon Médical, 1904). — Goullioud.

Ce n'est qu'à partir du milieu de la vésicule que le péritoine s'est laisé facilement détacher. La décortication n'a pas pu être complète, la vésicule s'étant percée près du point trop antérieur où a été commencé le décollement du péritoine, et près de l'abouchement du canal cystique.

Grosse vésicule, remplie d'un liquide transparent comme de l'eau de roche, à peine muqueux dans le fond, ne renfermant aucun calcul.

Ce ne fut qu'à la fin que le stylet permit de reconnaître dans le cystique dilaté un calcul, d'aspect un peu spécial, rugueux, ayant la forme, l'aspect hérissé, le volume d'une petite praline. Suites opératoires très simples, guérison sans fistule, drainage de cinq jours seulement avec une petite mèche.

Cholécystectomies secondaires.

Observation X (*inédite*)

Due à l'obligeance de M. le professeur agrégé Tixier.

Appendicite. — Appendicectomie. — Cholécystite chronique non calculeuse. — Cholécystostomie. — Fistule biliaire. — Cholécystectomie sous-séreuse secondaire sans drainage. — Guérison.

B... L., vingt-quatre ans. La malade entre dans le service pour une fistule biliaire (février 1905) .

A l'âge de seize ans, fièvre typhoïde. En 1902, poussée d'appendicite. Nouvelle atteinte en juin 1904 : incision, drainage. La malade sort au bout d'un mois, continue à souffrir dans le ventre, surtout dans la fosse iliaque droite et dans la région de la vésicule biliaire. Elle rentre en mai 1904. Appendicectomie.

La malade présente des phénomènes de cholécystite chronique. Intervention (M. Durand). Vésicule légèrement distendue, à parois un peu épaissies, chroniquement enflammées, pas de calculs. La décortication est commencée en plein corps. On ne peut mener à bien ce décollement, la sonde cannelée crève rapidement, tantôt en surface, le péritoine, tantôt en profondeur, la muqueuse. Cholécystos-.omie.

A son entrée dans le service, on constate une fistule biliaire persistante, laissant écouler abondamment une bile très claire.

17 février 1905. — *Intervention* (M. Tixier). Après avoir fermé par des ligatures l'orifice externe de la fistule, une incision en raquette est faite, puis on essaie d'aborder le trajet fistuleux par en bas; on trouve des franges épiploïques adhérentes. Il en est de même en dedans. En dehors on se trouve en présence du bord inférieur du foie. On arrive ainsi à faire le tour de la vésicule qui est allongée, sa paroi est très amincie : elle est liée fortement et encapuchonnée par un revêtement séreux dû au décollement péritonéal.

La paroi est refermée sans drainage.

Examen histologique. — Hypertrophie des glandes et des muscles lisses.

La plaie s'est bien refermée. La fistule est absolument

tarie. La malade se plaint de quelques troubles digestifs sans doute attribuables à un léger rétrécissement pylorique sous l'influence de brides inflammatoires.

3 avril. — La malade présente un goitre médian de consistance charnue. On fait une résection partielle.

1er juillet. — La malade est revue, la cicatrisation est parfaite.

Observation XI (*inédite*)

Due à l'obligeance de M. le professeur agrégé Tixier

Cholécystite calculeuse. — Phlegmon de la paroi. —Ouverture de la vésicule. — Gros calculs. — Fistule biliaire traitée par cholécystectomie sous-séreuse secondaire. — Guérison.

A. L. âgée de cinquante et un ans. Elle entre le 10 avril 1905 à l'hôpital parce qu'elle souffre au niveau de l'hypocondre droit, qui est le siège d'une tuméfaction.

Mère morte d'un cancer de l'utérus. Père mort d'une pneumonie. Mariée elle a eu deux enfants bien portants, un troisième est mort d'un refroidissement.

Très bonne santé antérieure, mais quand elle se fatiguait, elle avait souvent des vomissements alimentaires puis bilieux ; jamais de jaunisse.

15 février 1905. — Début soudain de coliques s'accompagnant de vomissements alimentaires, puis bilieux, et la douleur se localise au niveau de la vésicule, en s'irradiant vers l'épaule droite. La crise cesse le lendemain, mais la douleur persiste de façon continue, diminuant progressivement d'acuité.

Le lendemain apparition de l'ictère : coloration des téguments et des muqueuses, décoloration des selles. Les calculs ne furent pas recherchés. Urines acajou, diminuées de quantité. Cet ictère disparaît peu à peu, mais la malade constate la présence d'une grosseur au niveau de l'hypocondre droit, douloureuse à la pression, gênant beaucoup les mouvements; cette tumeur augmente de façon sensible.

Actuellement la malade ne souffre pas quand elle reste au lit; dès qu'elle se lève ou fait quelques mouvements la douleur se réveille. Pas d'ictère. Les urines sont normales en quantité et en couleur. Pas d'albumine. Pas de pigments.

L'abdomen est volumineux; une adipose très marquée rend difficile l'exploration. On sent cependant une tumeur volumineuse, de la largeur de la main, de consistance dure, mate à la percussion, débordant le rebord des fausses côtes. La pression est douloureuse. La tumeur atteint le volume d'une tête de fœtus. La limite inférieure correspond à une ligne horizontale passant par l'ombilic.

25 avril. — Intervention (M. Gayet). Paroi très épaisse. On arrive sur une masse dure, de laquelle s'échappe un peu de liquide louche, et remplie de quelques fongosités; les parois de la poche sont lardacées, et ont l'aspect d'un phlegmon ligneux de la paroi. Drainage.

8 mai. — Issue de calculs et d'un peu de pus. La vésicule s'est ouverte spontanément.

Second séjour, 26 décembre. — La malade revient dans le service, parce que sa vésicule s'est bouchée de nouveau;

28 décembre. — Intervention (M. Tixier). On met d'abord une sonde dans la plaie pour se repérer, on isole le pourtour de la vésicule avec des compresses, puis on ouvre largement la vésicule biliaire. On trouve alors une dizaine de calculs variant de la grosseur d'une noisette à celle d'un petit pois, et on les enlève. Il est possible alors de cathétériser librement jusqu'à vingt centimètres de profondeur, ce qui conduit à penser qu'on se trouve dans l'intestin.

21 mars 1906. — Cathétérisme du cholédoque. Avec une sonde à boule olivaire n° 20 on pénètre dans la vésicule et on sent un ressaut à l'entrée du cystique. Ce

ressant franchi, on fait pénétrer la sonde d'une longueur de treize centimètres. A ce niveau on bute contre un obstacle et un très petit conducteur ne peut pas passer. On décide une intervention sur le cholédoque.

Troisième séjour, 21 mai 1906. — La malade rentre dans le service, porteur d'une fistule biliaire ; pas d'ictère dans ces derniers temps. On se décide à faire une cholécystectomie.

8 juin 1906. — Intervention (Tixier, Latarjet, Papadopoulo).

1° Cathétérisme de la fistule biliaire avec une sonde de Nélaton que l'on fixe une fois introduite sur une longueur de douze centimètres. Occlusion de la fistule et de la peau voisine par le procédé A. Pollosson.

2° Incision verticale sur le bord externe du grand droit afin de trouver au-dessous de la vésicule une zone de péritoine sain sans adhérences. Au lieu de trouver la grande cavité péritonéale libre, on tombe sur des adhérences qui ont fixé le colon ascendant au niveau de son angle droit immédiatement sous la peau. L'épiploon forme une toile adhérente au bord intestinal et il est absolument impossible d'aller par cette voie à la recherche du cholécyste.

3° On revient donc à la fistule, et on procède à la libération de la vésicule en suivant la sonde comme conducteur et en procédant de la superficie vers les régions profondes sous-hépatiques; cette libération se fait le plus possible, sous-séreuse, mais l'épaississement du péritoine autour de la vésicule qui a perdu toute forme de réservoir pour prendre l'aspect d'un trajet fibromuqueux rend les manœuvres de décortication difficile. On suit cependant à coups de ciseaux prudents la face inférieure du foie et l'on s'arrête au point où la vésicule se continue avec le cystique. A ce niveau on se trouve au contact du hile hépatique au point où se termine sur le foie le petit épiploon. Sur son bord droit se gonfle la veine porte, grosse comme le petit doigt. Un écarteur la récline en dedans vers la ligne médiane.

4° On cathétérise l'étendue des voies biliaires et on reconnaît l'absence de tout obstacle dans le cystique et le cholédoque, puisque la sonde *peut être enfoncée sur une longueur de 20 cm*. On fait une ligature au tendon de renne des parois de la vésicule, très serrée, et on pratique aux ciseaux la section de la vésicule isolée. On suture la tranche de section du péritoine très épaissi qui entourait la vésicule. Le lit vide de la vésicule est ainsi comblé par cette suture.

5° L'hémostase assurée par la ligature de l'artère cystique, on referme la plaie en laissant un petit drain dans la profondeur.

Dès le lendemain la bile réapparaît par la plaie.

11 juin 1906. — Ablation du drain.

12 juin 1906. — Ecoulement de la bile.

27 juin 1906. — La malade quitte le service, sa plaie est complètement cicatrisée, mais avec un léger subictère.

M. Tixier a eu depuis des nouvelles de la malade.

Observation XII

Phénomènes biliaires remontant à trente-six ans. Cholécystite calculeuse fistulisée. — Gros calculs. — Cholécystectomie sous-séreuse secondaire. — Guérison (*Lyon Médical*, 1905) (Résumée). — Durand.

Femme souffrant de phénomènes biliaires depuis trente-six ans. Affection ayant débuté de façon assez bizarre. A vingt ans cette femme, aujourd'hui cinquante-sept ans, accoucha normalement. Dix jours après, elle prit de la fièvre, et bientôt on vit apparaître une volumineuse collection inflammatoire dans l'hypocondre droit. Médecin donne issue au pus et applique une traînée de pâte de Vienne.

Guérit parfaitement, et la cicatrice ne donna lieu qu'à une distension peu marquée.

A partir de cette époque commença pour cette femme, une sorte de long martyre biliaire, car elle ne cessa de souffrir de son foie. Vers le 15 mai 1904, il parut des phénomènes fébriles avec douleurs locales, puis tuméfaction inflammatoire, formation et évacuation spontanée d'un abcès assez volumineux qui se fit jour au niveau de l'ancienne cicatrice.

La malade entra le 15 juin 1904 dans le service de M. M. Pollosson, présentant une double fistule sous les fausses côtes droites, à deux doigts au-dessous de ces côtes. Il s'en écoulait un liquide muco-purulent sans caractère biliaire ou urinaire. La palpation montrait une tumeur volumineuse faisant corps avec la face inférieure du foie. Le cathétérisme donnait la sensation nette d'un frottement calculeux. Diagnostic de cholécystite calculeuse et intervention.

Occlusion des fistules en disséquant une collerette cutanée dont les lèvres furent relevées, accolées, entourées d'une compresse et bien pincées dans de longues pinces (Procédé A. Pollosson).

Je parvins vite dans le péritoine, et par les pinces, attirai au dehors la masse à extirper.

Elle était très volumineuse et atteignait le volume d'un très gros poing. Après exploration je résolus d'extirper la vésicule par le procédé sous-séreux. J'incisai, puis je soulevai le revêtement péritonéal, ce qui ne fut pas très difficile, et aussitôt que le lambeau péritonéal fut assez large, je le rattachai par des pinces au péritoine pariétal de sorte qu'à partir de ce moment, j'opérai en dehors du péritoine, ayant réalisé une protection évidemment meilleure que celle que peut donner la mieux faite des barrières de gaze aseptique.

L'isolement de la vésicule et du cystique fut facile. Fil posé sur le cystique et la masse enlevée, tout étant emporté en bloc vésicule et cinq gros calculs qu'elle renfermait. Il restait une poche limitée en haut par le foie, et en bas par le revêtement péritonéal conservé de la vésicule. Un surjet de catgut remplaça les pinces qui fixaient le péritoine à la séreuse pariétale et une petite mèche tamponna légèrement la cavité.

Tout alla pour le mieux et sans incident. Au premier pansement, je vis d'une fistule couler une certaine quantité de bile, mais il n'y eut pas de fistulisation et deux semaines après l'opération, plus aucun écoulement.

Cholécystectomies avec Cholédocotomies

Observation XIII (*inédite*).

Due à l'obligeance de M. le professeur agrégé Tixier.

Cholécystite calculeuse. — Obstruction du cholédoque. — Vésicule petite contenant des calculs. — Trois calculs enclavés dans le cholédoque. —Opération de Kehr après cholécystectomie sous-séreuse. — Guérison.

Femme, cinquante-cinq ans, entre à l'hôpital le 20 octobre 1907.

Père et mère morts d'affections inconnues.

Mariée. Son mari souffre du foie. Pas d'enfants. Fausse couche à trois mois sous l'influence d'une frayeur.

Réglée régulièrement à onze ans. Ménopause sans incidents à cinquante ans. Fièvre typhoïde à vingt ans. A vingt-quatre ans, affection nerveuse. Douleur localisée à la région précordiale, dyspnée non paroxystique durant une à deux heures et soulagée par le sirop d'éther. Ces phénomènes durent dix mois. Réapparaissent cinq ans après et durent deux ans.

Avril 1905. — Douleur brusque dans le creux épigastrique sans vomissement. Diagnostic d'embarras gastrique fébrile traité par le lait et l'eau de Vichy. La malade se lève au bout de quinze jours.

18 décembre. — Les douleurs reviennent au même point et présentent des irradiations dans le dos. On les rapporte à des névralgies. Un peu de subictère.

Février 1906. — Troisième crise suivie d'ictère très prononcé avec prurit. Pas de vomissements bilieux. Décoloration des matières fécales. Etat foncé des urines. Pas de de xanthopsie.

Octobre 1906. — Quatrième crise.

Juillet 1907. — Cinquième crise.

Août 1907. — Sixième crise. Les accès se répètent à de brefs intervalles : ictère très prononcé. Les douleurs ont ceci de particulier qu'elles ne siègent jamais dans l'hypocondre droit, qu'elles ne s'irradient pas vers les épaules, mais un peu dans la jambe gauche. La fièvre est apparue au cours de la dernière crise et seulement pendant deux jours. Jamais de vomissements.

Jamais d'hématurie. Mais les urines auraient déposé des matières semblables à de la brique pilée; ceci avant l'apparition des crises douloureuses. A l'époque de la troisième crise (février 1906) il y eut de petits calculs dans les urines. Depuis lors ils n'ont pas reparu. Douleurs spontanées dans les reins. A l'époque des crises les urines diminuent de quantité et deviennent très chargées.

Huit jours après la dernière crise, la malade entre à l'hôpital. Ictère surtout prononcé sur le tronc et la face: en voie de régression. On n'a pas constaté l'état des matières jusqu'au 8 octobre. A cette date elles ne sont pas décolorées, pas de calculs. Urines normales; ni sucre ni albumine; très léger anneau de pigment.

Pas de fièvre.

Le 7 octobre au soir : 37°,8 coïncidant avec une reprise des douleurs dans l'hypocondre droit. Sensation de tiraillements dans le creux épigastrique.

Point douloureux très net au niveau du dixième cartilage costal à droite. On perçoit à ce niveau une petite masse. La matité hépatique ne dépasse pas le rebord costal.

Rien aux autres organes.

8 octobre. — La masse sentie au-dessous du rebord du foie n'est pas une vésicule : c'est un plastron d'adhérences dues à de la périhépatite, ou de la péricholécystite.

Rate un peu grosse.

Malade rebelle à l'idée d'une intervention.

15 octobre. — La malade a été radiographiée. Esquisse de crise le 12. Depuis, l'ictère s'est un peu prononcé, mais à 5 ou 6 jours de là, il est déjà en voie d'atténuation. On a constaté la décoloration des matières fécales.

Purgation : calomel.

18 octobre. — *Intervention.* Incision en baïonnette de Kehr. Le foie est saisi par l'extrémité antérieure du lobe droit et du lobe carré et extériorisé. On repère la vésicule qui est petite. On dissèque autour d'elle en commençant à quelque distance de son fond une collerette péritonéale. On est gêné par l'artère cystique adhérente au péritoine et au muscle vésiculaire, qu'on coupe à plusieurs reprises. La vésicule une fois libérée, on se dirige sans la fendre vers le cholédoque où l'on arrive en suivant le cystique. On perçoit des calculs à l'intérieur du cholédoque. Celui-ci et l'hépatique sont fendus dans leur longueur. On voit très bien l'éperon cysticohépatique. On retire du cholédoque avec une curette deux calculs à facettes, puis un troisième plus profond. Alors on *cathétérise le cholédoque jusqu'au duodénum ; cathétérisme du canal hépatique.*

Excision de la vésicule et du cystique. Drain dans le cholédoque et dans l'hépatique. Fermeture partielle de la paroi abdominale. On laisse en place les mèches qui circonscrivent les drains.

22 octobre. — Petite hémorragie. On renforce le pansement. Le pouls est bon. Ascension de température; la malade vomit une fois la nuit; puis la température baisse, tout rentre dans l'ordre. Lait coupé d'eau de Vichy.

27 octobre. — La bile inonde le pansement. Facies reste ictérique, état général bon, un peu déprimé. Température basse.

4 novembre. — La malade ne peut uriner, on la sonde journellement. Urines troubles. Mèches enlevées le 1er novembre. On les enlève et on les remet tous les jours.

7 novembre. — Malade urine seule. La rétention tenait en partie à un polype endo-uréthral.

Malade encore en traitement.

Observation XIV

Cholécystectomie calculeuse avec phénomènes septicémiques graves. — Grosse vésicule très adhérente, pleine de pus. — Gros calculs. — Cholécystectomie sous-séreuse. — Cholédocotomie et drainage. — Guérison (Lyon Médical, 1907). — Durand.

Marie D..., trente-sept ans, huit enfants. Pas d'antécédents pathologiques importants.

Elle est atteinte de troubles gastrohépatiques chroniques depuis dix ans environ: digestions pénibles et douloureuses, pesanteurs hépatiques, constipation, etc. En juillet 1905 se produisit la première poussée aiguë, coliques hépatiques avec ictère qui la tinrent au lit trois semaines. En octobre 1905, deuxième crise un peu moins violente. En août 1900, plusieurs petites crises suivies d'une plus violente, avec ictère.

Fin décembre série de petites crises, sans fièvre ni ictère, au cours desquelles le médecin traitant constata l'existence d'une volumineuse tumeur apparemment vésiculaire.

Le 26 décembre, elle entra dans mon service avec cette grosse vésicule, douloureuse, pas de température, pas d'ictère, état général bon, foie un peu gros; le lobe droit descend assez loin vers la fosse iliaque.

Le 31 décembre, petite crise douloureuse peu pénible. A la suite se déroule un syndrome septicémique rapidement menaçant : la température à deux reprises atteint 40°,8 le soir, et 38°,4 le matin.

Il se produit de véritables accès fébriles débutant par un stade de frissons violents auxquels font suite des périodes de chaleur et de température. Le pouls faiblit, le facies se grippe, l'ictère apparaît en même temps que les urines se colorent de pigments biliaires et que les selles se décolorent totalement.

Localement le foie est un peu volumineux, douloureux. Sous lui apparaît une masse grosse comme deux poings, évidemment vésiculaire, très douloureuse.

Le 8 janvier, j'intervins. Laparotomie médiane avec section du tiers interne du grand droit.

La vésicule apparaît volumineuse (elle contenait 120 gr. de pus chocolat), renfermant un gros calcul enclavé dans le cystique. Je la libère de l'épiploon et du colon transverse auxquels adhérait lâchement son fond; son corps et la région du cystique étaient unis au colon par des adhérences plus solides que je respecte d'abord. J'explore le cholédoque en effondrant la partie moyenne fenêtrée du petit épiploon. Cette manœuvre est facile, elle me permit de trouver rapidement le cholédoque dilaté et d'y sentir un calcul gros comme une bonne noisette. Je me décidai alors à faire l'opération de Kehr et pratique d'abord la cholécystectomie sous-séreuse, facile dans cette vésicule à parois très épaissies. Cette sous-séreuse permet de libérer la vésicule sans déchirer les adhérences épiploïques et intestinales. La vésicule enlevée, j'ouvre le cholédoque, sur le calcul qu'il renfermait et non en incisant progressivement le cystique, car la cavité de celui-ci ne peut être cathétérisée, et je crois bien qu'elle n'était pas perméable.

Je mis un drain de Kehr dans la cavité ouverte sur le calcul et explorai et tamponnai la région sous-hépatique suivant la technique classique. Le drain fonctionna dès le premier jour et donna issue en vingt-quatre heures à 400 grammes d'une bile noire, épaisse, extrêmement chargée en éléments biliaires.

L'état de la malade fut très inquiétant pendant cinq jours, d'autant plus qu'il se produisit une éventration à la partie inférieure du tamponnement. Je la réduisis sans trop de peine et le 14 j'eus la joie de constater une détente manifeste des phénomènes de septicémie biliaire. Le 16, une selle spontanée, colorée en brun pâle par un peu de bile, montra que le cholédoque était perméable de nouveau.

Le drain hépatique fut enlevé le 25 et peu à peu la guérison s'établit. L'écoulement biliaire prit fin le 5 février.

Observation XV

Ictère avec angiocholite. — Drainage par la vésicule. — Cholédocotomie secondaire avec cholécystectomie sous-séreuse. — Ablation d'un calcul. — Guérison opératoire. — Malade encore en traitement (Résumée) (*Bulletin de la Société de chirurgie*, 16 juillet 1907). — Bazy.

Victorine D..., femme C..., mois de janvier. Diagnostic : angiocholite. Etat grave, opérée d'urgence. Ouverture de la vésicule et drainage. A l'ouverture de la vésicule, boue biliaire. On ne sent pas de calculs, avec les doigts introduits à l'intérieur. Pas d'exploration des voies biliaires. Fixation de la vésicule à la paroi. Epiplooplastie. Drain.

Revient en juillet, la bile n'a pas cessé de couler.

Incision partant de 3 centimètres au-dessous de l'appendice xyphoïde et venant contourner la fistule biliaire.

A peine les muscles sont-ils incisés que l'on ouvre cette vésicule biliaire, en essayant de la séparer des parties voisines. En prolongeant plus profondément la séparation de la vésicule des parties voisines, on ouvre une cavité au fond de laquelle on sent un calcul et ce calcul se trouve dans un infundibulum dont le sommet paraît perforé, et qui se dirige vers le duodénum. Un stylet recourbé pénètre très facilement à 10 ou 12 centimètres; plus tard on peut y engager à fond une bougie n° 19 qui passe avec un certain frottement. On est bien donc dans le canal cholédoque. Ce calcul retiré est du volume d'une cerise. Ajoutons qu'au moment où cette cavité est ouverte, il s'est écoulé une quantité considérable de bile verte, mélangée de mucus; *on resèque la plus grande partie de la vésicule, en essayant de faire cette résection sous-péritonéale*, ce qui est rendu très difficile par l'inflammation dont cette vésicule est le siège.

Gros drain n° 35 dans le cholédoque, que l'on fixe à la paroi. Mèches. Fermeture de la paroi en deux plans.

La malade va bien actuellement et la bile coule dans l'intestin. Mais pendant trois semaines la bile s'est épanchée au dehors, coulant et par le tube siphon, et par la plaie elle-même, déterminant une irritation et une rougeur cuisante de la peau. De plus, reflux de liquide intestinal.

Plaie abdominale fermée, selles colorées, ictère disparu.

CONCLUSIONS

1° La décortication sous-séreuse de la vésicule est une opération idéale; elle écarte tout danger d'infection secondaire de la cavité péritonéale, par la formation d'un véritable entonnoir séreux qui enfouit le moignon du cystique et tapisse la fossette cystique dénudée.

2° Cette opération peut être pratiquée primitivement, ou secondairement comme cure radicale d'une fistule biliaire.

3° Elle peut aussi n'être que le premier temps d'une opération plus complexe portant sur les voies biliaires principales.

4° Pour la pratiquer nous devons nous appuyer sur des données anatomiques précises: sur toute vésicule malade, le péritoine est intimement adhérent au niveau du fond, alors qu'il reste encore facilement décollable vers la partie moyenne et vers le col.

Une technique logique consistera donc à dessiner une incision en forme de raquette dont la boucle embrassera l'organe à l'union de son tiers antérieur avec son tiers moyen, et dont la queue se prolongera plus ou moins loin vers le col.

Dans le cas de péricholécystite intense nous ferons notre décollement aux dépens de la couche musculaire de la paroi vésiculaire et éviterons ainsi toute déchirure des organes adhérents.

5° Dans les cas les plus ordinaires où la cholécystectomie est indiquée, nous réalisons un enfouissement parfait. Dans les cas septiques nous isolons ainsi le foyer vésiculaire de la cavité péritonéale, comme dans une néphrectomie par le procédé de Terrier.

6° Il sera prudent de laisser un petit drain dans l'entonnoir séreux près du moignon du cystique.

7° Les conditions idéales de cette décortication sont une vésicule à paroi épaissie, un péritoine rendu plus résistant par l'inflammation chronique.

BIBLIOTHÈQUE NATIONALE R. F. IMPRIMÉS

BIBLIOGRAPHIE

Etant donné le nombre considérable d'ouvrages et d'articles publiés sur la cholécystectomie, nous ne donnerons ici que ceux qui intéressent immédiatement notre sujet et auxquels nous avons fait des emprunts.

Adler. — Deux cas de cholécystectomie sous-séreuse. Société de chirurgie de Lyon (*Lyon médical*, 1907).

Bazy. — Du drainage des voies biliaires dans la rétention biliaire calculeuse ou non calculeuse. Société de chirurgie de Paris, 1907.

Bérard. — Discussion sur la cholécystectomie sous-séreuse. Société de chirurgie de Lyon (*Lyon médical*, 1903).

— Discussion sur l'opération de Kehr. Société de chirurgie de Lyon (*Lyon médical*, 1907).

Bonchut. — Appendicectomie et cholécystectomie. Société de chirurgie de Lyon (*Lyon médical*, 1906).

Boutry. — Des fistules cutanées de la vésicule biliaire. Thèse de Lyon, 1901-02.

Calot. — De la cholécystectomie. Thèse de Paris, 1890-91.

Chibret. — Traitement des fistules biliaires. Congrès de chirurgie de Paris, 1903.

Claudot. — Discussion sur la cholécystectomie sous-séreuse, Société de chirurgie de Lyon (*Lyon médical*, 1903).

Delbecq. — Lésions de la vésicule dans la lithiase biliaire. Thèse de Paris, 1891-92.

Doyen. — Ablation sous-séreuse de la vésicule biliaire. Congrès de chirurgie de Paris, 1899.

— Ablation sous-séreuse de la vésicule biliaire (*Revue pratique de médecine et de chirurgie*, 1899).

Dreyfuss. — Contribution à l'étude du dignostic différentiel de l'appendicite et de la choléryslite. Thèse de Lyon, 1902-03.

Durand. — Trois cas de cholécystectomie sous-séreuse. Société de chirurgie de Lyon (*Lyon médical*, 1905).

— Un cas d'opération de Kehr. Société de chirurgie de Lyon (*Lyon médical*, 1907).

Dusserre. — De la péritonisation comme traitement préventif de quelques accidents consécutifs aux opérations intra-abdominales. Thèse de Lyon, 1900-01.

Faure (J.-L.). — Article : Affections des voies biliaires, in *Traité* Le Dentu et Delbet.

Goullioud — Deux cas de cholécystectomie sous-séreuse. Société de chirurgie de Lyon (*Lyon médical*, 1904).

— Un cas de cholécystectomie sous-séreuse. Société de chirurgie de Lyon (*Lyon médical*, 1905).

Hartmann. — Chirurgie des voies biliaires. Société de chirurgie de Paris, 1907.

Hassler. — Cholécystectomie et hépatopexie (*Centralblatt fur chirurgie*, 1906).

— De la cholécystectomie t. XXXVI. Congrès de la société allemande de chirurgie, 1907.

Judet. — Péritonisation dans la laparotomie. Thèse de Paris, 1901-02.

Kehr. — Tecknik der Gallensteinoperationen, 1905.

Lejars. — Contribution à l'étude de la cholécystéctomie et de la cholécystostomie. *Revue de chirurgie*, 1896.

— Chirurgie des voies biliaires. Congrès de chirurgie de Paris, 1890.

— Chirurgie des voies biliaires. Société de chirurgie de Paris, 1907.

Mauclaire. — Chirurgie des voies biliaires. Société de chirurgie de Paris, 1907.

Michaux. — De la cholécystectomie. Congrès de chirurgie de Paris, 1893.

Milhiet. — De la cholécystectomie dans la lithiase biliaire. Thèse de Paris, 1901-02.

— De la cholecystectomie (*Gazette des Hôpitaux*), 1902.

Moynihan. — Cholecystectomy. *Lancet*, 1904.

Pantaloni. — Chirurgie du foie et des voies biliaires.

Pauchet. — Chirurgie des voies biliaires. Paris, 1900.

Piqué. — Drainage des voies biliaires Société de chirurgie de Paris, 1907.

Poirier. — Traité d'anatomie

Richardson. — Cholecystectomy and cholecystostomy (*Boston med. and surgical Journal*, 1904).

Robson. — Diseases of the Gallblader, London.

— Surgical treatment of obstruction in the commonbile duct by concretions. *Lancet*, 1902.

— Surgery of the Gallbladder. *British medical Journal*, 19 6.

— On the indications and contraindications for the removal of the Gallbladder, London, 1906.

Scudder. — Cholecystectomy and cholecystostomy. *Boston med. and surg. Journal*, 1904.

Soulié. — Article : Voies biliaires in *Traité d'Anatomie* de Poirier et Charpy.

Souligoux. — Drainage des voies biliaires. Société de chirurgie de Paris, 1907.

Testut et Jacob. — Traité d'anatomie topographique.

Thorel. — Des fistules mucopurulentes de la vésicule biliaire. Thèse de Paris, 1901-1902.

Tixier. — Discussion sur la cholécystectomie sous-séreuse. Société de chirurgie de Lyon (*Lyon médical*, 1903).

— Un cas de cholécystectomie sous-séreuse. Société de chirurgie de Lyon (*Lyon médical*, 1904).

— Technique de la cholécystectomie sous-séreuse. Société de chirurgie de Lyon (*Lyon médical*, 1904).

— Discussion sur la cholécystectomie sous-séreuse. Société de chirurgie de Lyon (*Lyon médical*, 1904).

— Voir Adler.

Voir Bouchut.

Villard. — Pronostic et traitement des fistules biliaires opératoires. Société de chirurgie de Lyon (*Lyon médical*, 1902).

Villard.— Un cas de cholécystectomie sous-séreuse. Société de chirurgie de Lyon (*Lyon médical*, 1903).

— Discussion sur la cholécystectomie sous-séreuse. Société de chirurgie de Lyon (*Lyon médical*, 1903).

— Discussion sur la cholécystectomie sous-séreuse. Société de chirurgie de Lyon (*Lyon médical*, 1904).

— Constipation dans les inflammations du péritoine (*Lyon médical* 1906).

Vincent. — Discussion sur la cholécystectomie sous-séreuse. Société de chirurgie de Lyon (*Lyon médical*, 1903).

— Discussion sur la cholécystectomie sous-séreuse. Société de chirurgie de Lyon (*Lyon médical*, 1904).

— Sur la cholécystectomie sous-séreuse (*Lyon médical*, 1904).

Wiart. — Recherches sur l'anatomie topographique et les voies d'accès du cholédoque. Thèse de Paris, 1899.

Witzel. Niederrheinischen Gesellschaft für Natur und Heilkunde, 1904.

— Ablation sous-séreuse de la vésicule biliaire. *Centralblatt für Chirurgie*, 1906.

BIBLIOTHÈQUE NAT. R F IMPRIMÉS

Imprimerie A. Storck et Cie, 8, rue de la Méditerranée

www.ingramcontent.com/pod-product-compliance
Ingram Content Group UK Ltd.
Pitfield, Milton Keynes, MK11 3LW, UK
UKHW022129190726
13855UKWH00003B/1080